LES CONTAGIONISTES

RÉFUTÉS PAR EUX-MÊMES,

PAR EUG. SULPICY,

DOCTEUR-MÉDECIN DE LA FACULTÉ DE PARIS.

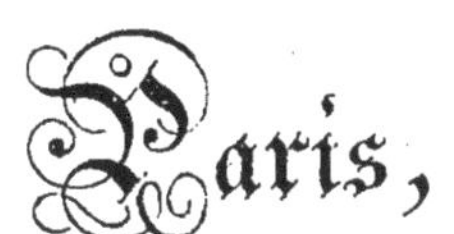

CHEZ LES MARCHANDS DE NOUVEAUTÉS.

M. DCCC. XXVII.

LES
CONTAGIONISTES

RÉFUTÉS PAR EUX-MÊMES,

PAR EUG. SULPICY,

DOCTEUR-MÉDECIN

DE LA FACULTÉ DE PARIS.

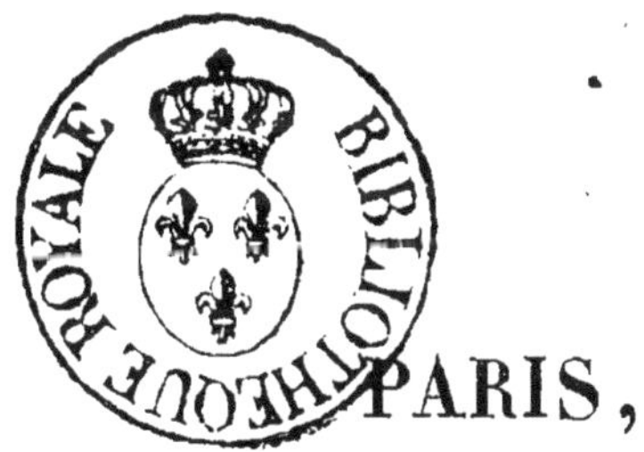

PARIS,

CHEZ LES MARCHANDS DE NOUVEAUTÉS.

1827.

LES

CONTAGIONISTES

RÉFUTÉS PAR EUX-MÊMES.

Au moment où le rapport à l'Académie royale de médecine sur les documens de M. Chervin relatifs à la contagion de la fièvre jaune, vient d'exciter de nouveaux débats, d'autant plus animés que la lutte semble plus près de sa fin, au moment où ce rapport est devenu pour les membres de la commission de Barcelone l'occasion de se présenter de nouveau sur la brèche, comme si seuls ils étaient chargés des intérêts du parti contagioniste, nous croyons aussi devoir rentrer dans la lice, avec des armes qui, tout inoffensives qu'elles sont, peuvent cependant aider au triomphe de la cause que nous défendons. Ces armes ne sont autres que des faits qui se trouvent épars dans nos *recherches sur la contagion de la fièvre jaune*, publiées en 1823 (1). Il

(1) Recherches sur la contagion de la fièvre jaune, ou rapprochement des faits et des raisonnemens les plus propres à éclairer cette question. Chez Compère jeune, libraire, rue de l'Ecole-de-Médecine.

nous a semblé que celui qui présenterait à Messieurs les membres de l'Académie ces faits et ces observations réunis, resserrés dans un cadre circonscrit, il nous a semblé, dis-je, que celui-là éclairerait la question, qu'il rendrait la discussion plus facile et ses résultats plus prompts et plus sûrs.

Le témoignage de ces faits ne sera point suspect, ne sera point rejeté; nous les emprunterons tous aux contagionistes eux-mêmes. On jugera si la force de la vérité et des choses ne les entraîne pas souvent, comme malgré eux, sur le terrain de leurs adversaires, et ne leur arrache pas des concessions d'une haute importance.

L'intérêt de la science et nul autre intérêt ne nous a dirigé dans un travail rapide qui, pour être sans mérite, ne sera pas, nous l'espérons, sans utilité. Profondément pénétré de l'importance des débats auxquels l'humanité, la politique et l'industrie sont également attentives, mesurant toute l'étendue des conséquences qui découlent d'une aussi grave décision, ne devons-nous pas faire de nouveau concourir nos faibles efforts à un but si désirable ?...

Notre travail doit naturellement se diviser en deux époques : l'une, antérieure à l'épidémie de Barcelone; l'autre, qui prend date seulement de cette même épidémie.

1re Époque.

M. le docteur François, l'un des membres de la commission de Barcelone, était à Saint-Domingue en 1802 et 1803; il fut témoin des affreux ravages qu'exerça cette épidémie de déplorable mémoire. Voici ce qu'il pensait, à son retour, de l'importation et de la contagion du typhus icterode; ces faits sont consignés dans sa *dissertation inaugurale sur la fièvre jaune* observée à Saint-Domingue, en l'an XI et XII : « Pour que la fièvre jaune eût pu être importée au continent européen et à Cadix, il faudrait qu'elle fût communicable par contact, comme la *peste*, la *gale*, la *variole* : *ce qui n'est pas*, puisque ceux qui fuient les villes pour se soustraire à l'épidémie y conservent des relations de commerce, d'affaires, avec ceux qui restent, et n'en sont point atteints, à moins qu'ils n'aient emporté avec eux le germe de la maladie. Nous n'avons vu que trop souvent, dans les hôpitaux, dit le même médecin, placer un soldat atteint d'une maladie étrangère à la fièvre jaune sur le même lit, enveloppé de la même couverture, sous laquelle un autre venait d'expirer de cette maladie, sans que l'arrivant contractât la fièvre jaune, ou qu'elle se compliquât avec la maladie primitive.... J'ai, ainsi que plusieurs de mes collaborateurs à Saint-Domingue, palpé, touché, changé des malades à l'hôpital, fait de nombreuses ouvertures de cadavres, sans que la fièvre jaune ait été déterminée chez ceux qui s'exposaient ainsi, tandis que d'autres périssaient quatre ou cinq jours quelquefois après leur débarquement, sans avoir fait de service (1). »

Est-il un langage plus clair, plus affirmatif contre la contagion? Et ce langage est celui des faits : il n'est plus contestable!

« Ne craignant pas de toucher ces liquides noirs dans les dissections, je n'ai éprouvé, dit M. Bally, aucune irritation sur la peau, et je n'ai vu survenir aucun accident particulier chez les nombreux officiers de santé qui faisaient des autopsies cadavériques, au cap (2).

Des Antilles passons en Espagne : tout le monde sait que 1819 fut pour Cadix une année de désastres et de deuil. M. Pariset eut mission d'aller observer le terrible fléau ; à son arrivée, le 2 décembre, il avait cessé ses ravages; un *te Deum* se chantait en actions de grâce. Force fut donc à notre honorable confrère de s'en tenir à entendre les chants et à recueillir les renseignemens que lui communiquèrent les médecins Espagnols, les autorités et les habitans. Tous ces renseignemens, il faut le dire, déposaient en faveur de l'importation et de la contagion ; mais il faut dire aussi, qu'avant la révolution d'Espagne, le gouvernement jugeait utile de défendre la publication de tout écrit tendant à soutenir la non-contagion de cette maladie. Ainsi Don Rodriguez Armesto, ayant soutenu en 1800 que

(1) François. Dissert. inaug., p. 7, 8.

(2) Bally, p. 241.

la fièvre jaune n'était pas contagieuse, fut mis en jugement et obligé de signer la rétractation de son opinion; son ouvrage fut brûlé comme contenant des idées fausses et séditieuses (1). M. Bally nous apprend que la persécution et l'exil furent le sort réservé à Martorell, qui crut voir en 1805 une malade atteinte de la fièvre jaune sporadique, qui heureusement ne se communiqua pas (2).

Faut-il s'étonner, après cela, que les autorités et les médecins Espagnols, se montrent si chauds, si fervens défenseurs de la contagion ? Tout ce qui pourrait surprendre, c'est qu'il en fut autrement; quels esprits en effet seraient assez malfaits pour résister à des moyens de conviction tels que la persécution, l'exil et le feu? Ce sont, personne ne l'ignore, les argumens accoutumés de la sainte inquisition, et nul Espagnol n'a droit de trouver à dire à des raisons qui viennent du ciel.

Toutefois, malgré cette importante autorité, malgré cette levée unanime de boucliers pour la défense de la contagion, M. Pariset osa douter, il osa publier ses doutes, il osa même dire tout haut des faits, qui sans doute lui avaient été communiqués tous bas.

Son premier soin fut de rechercher le point de départ et l'origine de cette affreuse épidémie; après

(1) Devèze, p. 225.

(2) Bally. Typh. d'Amér. p. 503.

avoir sévèrement discuté les diverses hypothèses émises sur l'importation de la fièvre jaune en 1819, il se résuma en disant : « De ce qui vient d'être dit, il résulte que la fièvre jaune de 1819, en la *supposant* importée en Espagne, ne l'a pas été, du moins, par le vaisseau *l'Asia*, ainsi que le démontre la seule comparaison des dates ; en effet la fièvre jaune avait été reconnue par M. Florès, le 29 juillet ; et le vaisseau *l'Asia* venant de Vera-Crux, n'arriva que le 31. Mais, l'a-t-elle par la barque dont me parlait M. Cabanillas, ou l'a-t-elle été par le *San-Julian?* problème difficile à résoudre : 1° parce que rien n'est moins prouvé que l'arrivée d'une barque américaine à Tarifa, et ses communications illicites avec un patron de San-Fernando. 2° Parce que le *San-Julian* qui venait de Calcutta, n'avait eu dans sa traversée, ni malades, ni morts, et que des informations qui me sont parvenues récemment en France, m'ont appris que le cholera-morbus épidémique des côtes de Coromandel et d'Orixa n'était point contagieux. » (1)

Le même auteur, dans le même ouvrage, se livre à des recherches sur les divers faits d'importation, et en tire la conclusion suivante : « Il faut l'avouer, de » tels rapprochemens sur l'importation de la fièvre » jaune d'Amérique en Espagne, manquent toujours » d'une certaine authenticité, faute de vérification

---

(1) Pariset, p. 53, 59.

» suffisante ; ils ne sauraient donner à l'importation » ce degré d'évidence qui subjugue l'esprit et tran- » che toute objection. » (1)

La fièvre jaune se montre sporadiquement en Espagne ; en voici quelques exemples que rapporte M. Pariset, d'après les docteurs Piguillem de Barcelone et Arejula de Cadix, médecins, ajoute-t-il, très-éclairés et très-dignes de foi : « Outre quelques exemples épars de cette fièvre, que M. Arejula m'a dit avoir vus à Cadix en 1784, 1790 et 1792, il m'a assuré que sa petite fille, enfant âgée de cinq ans, est morte de la fièvre jaune en trois jours, et cela dans le mois de juillet 1817, c'est-à-dire, à une époque où depuis quatre ans Cadix était délivré de toute épidémie. »

» De son côté, M. Piguillem me disait, qu'au mois de juillet 1819, un ancien chirurgien d'armée, mourut avec tous les symptômes de la fièvre jaune ; or, cette maladie ne fut ni effet, ni cause de contagion (2). M. Pariset cite encore d'autres faits de fièvre jaune sporadique non contagieuse, mais auxquels il n'ajoute pas la même croyance ; on peut là dessus consulter son ouvrage, et les motifs qu'il donne de sa défiance.

---

(1) M. Pariset, p. 125.

Nota. Rappelons-nous que la Commission de Barcelone n'a pu arriver dans cette ville qu'au milieu de l'épidémie, et par conséquent n'a rien pu vérifier par elle-même.

(2) Pariset, p. 104.

Poursuivons l'exposition des faits qui ont été fournis à M. Pariset contre la transmission par contact: « Le docteur Gonzalès lui apprit qu'en 1802 l'amiral Gravina fit embarquer à Cadix cinq cents malades de la fièvre jaune, qui furent portés à l'hôpital de Saint-Jean-de-Dieu, et qui furent traités, sans qu'ils eussent transmis la maladie à personne. »

» A cette même époque, des hommes atteints de cette maladie quittent Séville pour se rendre à Alcala, à Ecija, à Carmona, à Cordoue; ils y achevèrent leur maladie; ils se sauvent ou meurent sans nuire à personne (1) ».

» En 1804, la maladie s'est concentrée dans la ville, (Malaga), et, malgré *la liberté des communications*, elle n'a point passé dans les lieux environnans; on a observé la même chose en 1810 et même en 1812 ».

» Le docteur Ramon dit dans un mémoire qu'en 1804, lorsque les ports d'Alicante et de Carthagène étaient ravagés par la fièvre jaune, Murcie eut dans ses rues les plus mal-propres une douzaine de malades, dont quelques-uns moururent; leurs cadavres présentaient tous les signes caractéristiques de la fièvre jaune; mais la maladie ne se répandit pas dans la ville, quoique les *malades eussent communiqué avec tout le monde*. Ce qui était arrivé en 1804,

---

(1) Pariset, p. 81.

(2) *Idem*, p. 103.

arriva encore en 1810, non-seulement à Murcie, mais encore à Alberca, bourg voisin de la ville; cependant aucune précaution n'avait été prise (1). »

» En 1811 et 1812, Alicante ne se ressentit point de la fièvre jaune, bien que dans une maison sur la place publique et dans une hôtellerie, il y eût des malades qui vomissaient noir » (2).

Voilà des faits que M. Pariset regarde sans doute comme authentiques, puisqu'il les a consignés dans son ouvrage; ils prouvent qu'à cette époque ce médecin était du moins dans le doute, relativement au caractère contagieux de la fièvre jaune; mais l'était-il encore, lorsqu'il faisait cette sage réflexion : « Recourir à des miasmes étrangers, (pour s'expliquer le développement de la fièvre jaune), est une sorte de ressource qui ne peut satisfaire que des *esprits peu difficiles;* car ces miasmes étrangers eux-mêmes, ayant leur origine, s'en prendre à eux, c'est reculer le problème et non le résoudre » (3).

L'était-il encore, lorsqu'il laissait échapper cet aveu remarquable : « Les faits cités par le docteur » Miller établissent la *non-contagion* de la fièvre » jaune en Amérique, d'une manière si *solide*, qu'ils » ôtent tout moyen de contester » (4).

Ainsi la fièvre jaune n'est pas contagieuse aux États-Unis ; les faits sont incontestables : M. Pariset le confesse.

---

(1) Pariset, p. 81.

(2) *Idem*, p. 81.

(3) Pariset, p. 69.

(4) *Idem*, p. 119.

Maintenant il s'agit de savoir si une maladie qui n'est pas contagieuse dans un pays peut être importée de ce même pays dans un autre où elle le deviendrait ? La question se trouve résolue affirmativement dans un rapport adressé au ministre de l'intérieur par les officiers de santé en chef de l'armée d'Espagne en 1812 ; ils prétendent que la fièvre jaune fut importée à Carthagène, et concluent en disant que cette maladie, qui sous les tropiques n'est pas contagieuse, peut le devenir, quand elle est dans un pays nouveau..... « Mais, observe M. Bally, ces messieurs n'ont peut-être pas réfléchi que pour arriver dans un pays nouveau par importation, il faut nécessairement qu'elle soit contagieuse dans la région d'où elle tire son origine » (1).

Rien de plus juste, sans doute, que cette réflexion ; mais M. Bally a-t-il toujours regardé la fièvre jaune comme essentiellement contagieuse ? Son opinion à cet égard a-t-elle toujours été aussi invariablement arrêtée qu'elle l'est aujourd'hui ?..... Citons et l'on jugera.

M. Bally fit partie en 1805 d'une commission envoyée à Cadix par le gouvernement français pour prendre des renseignemens sur l'épidémie de 1804 ; les collègues de ce médecin étaient MM. Desgenettes, Duméril, Nysten.

Cette commission ne regarde pas la fièvre jaune

(1) Bally. Typh. d'Amér., p. 96.

comme *essentiellement contagieuse;* elle l'était seulement dans les lieux où elle exerçait ses ravages ; car *il a été prouvé par des faits nombreux que des personnes infectées n'avaient pas communiqué la maladie dans les villages où elles s'étaient retirées.*

Telle était, après ce voyage de 1805, *l'opinion* du docteur Bally, opinion consignée dans un opuscule qui, pour le dire en passant, ne se trouve pas à la bibliothèque de l'École-de-Médecine, et a même, m'a-t-on assuré, disparu des cartons du ministère de l'intérieur... C'est M. Caillot, médecin contagioniste, qui cite ce passage extrait de *l'opinion* de M. Bally sur la contagion ; il s'étonne même que ce médecin ait pu dire que la fièvre jaune n'était pas *essentiellement* contagieuse !... Mais comment concilier ce reproche de la part de M. Caillot avec l'assertion de M. Valentin, qui prétend que M. Bally n'est devenu contagioniste qu'à son retour d'Espagne en 1805? Voici comment il s'exprime à ce sujet : « Quant à M. Bally qui a observé la fièvre jaune dans l'année de sa résidence au Cap Français, je dois dire qu'il m'a *assuré à son retour* qu'il ne croyait point du tout à sa contagion et qu'il n'a changé d'opinion qu'après son voyage d'Espagne, en 1805, quoiqu'il n'y ait pas vu un seul cas de fièvre jaune ; il a appris par les traditions des médecins espagnols, et par ses recherches, qu'elle était contagieuse ; et c'est d'après ces documens ultérieurs qu'il a publié son ouvrage (1). »

(1) Réflex. sur le Rapport; par L. Valentin, p. 143.

Je laisse à d'autres le soin de mettre ces Messieurs d'accord entr'eux : La tâche est au-dessus de mes forces ; mais, au milieu de ces contradictions, deux faits précieux restent évidens, positifs, le premier, c'est qu'à son retour d'Amérique, M. Bally a assuré M. L. Valentin qu'il *ne croyait pas du tout à la contagion de la fièvre jaune ;* le second, c'est qu'à son retour d'Espagne en 1805, M. Bally a publié qu'il ne regardait pas la fièvre jaune comme *essentiellement* contagieuse.

Il nous reste maintenant à examiner si, dans l'étude qu'ils ont faite du mode de production et de développement de la fièvre jaune, MM. François, Pariset et Bally n'ont pas tenu beaucoup plus de compte de l'influence et de la combinaison des causes locales et générales que de l'action d'un virus contagieux.

Laissons d'abord parler M. François : « Les partisans de l'idée d'importation avouent que cette maladie n'a jamais paru que l'été, qu'elle débute toujours dans les lieux les plus sales et les plus insalubres, que jamais elle ne s'est répandue dans l'intérieur des terres, malgré la liberté des communications........ N'est-il pas bien plus naturel de penser que le sol bas, humide, marécageux, que l'avidité commerciale dispute sans cesse à la mer ; que des habitations mal-saines, resserrées, dans lesquelles les hommes sont entassés, des rues étroites, encombrées d'immondices, les exhalaisons des bords de la mer, toujours couverts de débris de plantes, de coquillages, d'animaux en dissolution, un été brûlant, succédant à un hiver glacial, sont des causes bien suffisantes pour développer spontanément la fièvre à New-Yorck, à Philadelphie, Baltimore, Charleston, puisqu'elle naît des mêmes causes, aux Antilles et à la Côte-Ferme » (1).

A-t-on rien écrit de plus fort, de plus fondé en raison, en faveur de la théorie de l'infection ?

Écoutons à son tour M. Bally expliquant les causes des désastres qu'éprouva l'armée française à Saint-Domingue : « Lorsque le soldat est transplanté à deux mille lieues de son pays, dans un climat dévorant, qui excite une transpiration continuelle et excessive, où une nourriture nouvelle détruit, en quelque sorte, les facultés digestives par un usage immodéré de fruits trop abondans, où les bivouacs sont mortels par les fraîcheurs des nuits opposées aux chaleurs brûlantes du jour, où des *exhalaisons délétères* frappent de stupeur le genre nerveux, où le moral est profondément affecté par les ennuis, les craintes, les souffrances, la mélancolie, etc., s'étonnera-t-on qu'il ne puisse résister à cette combinaison de causes malfaisantes, et que l'armée ait été ravagée par la fièvre jaune » ?

Non, sans doute, on ne s'étonnera pas de cela; mais on s'étonnera que vous jugiez aujourd'hui à

(1) François, p. 7, 8.

propos d'adjoindre à cette combinaison de causes malfaisantes un virus, un germe contagieux dont rien ne prouve l'existence; on s'en étonnera d'autant plus, que, dans le passage que nous venons de citer, le germe n'est compté pour rien par vous-même, et que le concours des causes malfaisantes est tout : les ravages de la fièvre jaune lui sont uniquement attribués.

La même observation peut s'appliquer aux passages suivans, puisés dans la même source, c'est-à-dire, dans le livre de M. Bally : « Le docteur Mitchell rapporte que la maladie de Siam parut en Virginie dans le printemps...... Cette circonstance, (c'est M. Bally qui parle), est d'autant plus remarquable, que les annales de la médecine n'en citeraient peut-être pas deux semblables; reste à savoir si ce fut le typhus américain, ou si son apparition ne fut pas due au développement prématuré de *l'influence atmosphérique* ».

Elle est donc une condition essentielle, indispensable du développement et de la marche de la fièvre jaune, cette influence atmosphérique !!.... Entendons encore M. Bally : « Nous croyons, dit ce médecin, avec Hillary et autres, cette maladie originaire d'Amérique, et nous pensons qu'elle a, dans les vastes contrées des îles comme du continent, son foyer, que des causes toujours renaissantes renouvellent sans cesse ».

Ces causes toujours renaissantes, M. Bally vient de

nous en offrir un tableau plein de vérité et de force : est-il nécessaire, après cela, d'appeler au secours de ces causes un *germe contagieux*, voyageant sans cesse de ville en ville, de contrée en contrée? Il faut en convenir : comparé à l'influence toute puissante des agens morbifiques, auxquels on l'associe, sa part d'action paraît si minime, qu'on peut sans injustice la passer sous silence. M. Bally lui-même ne pense pas toujours à en faire mention : nous pouvons en offrir de nouvelles preuves, si nous voulons le suivre à la Jamaïque : « Mon séjour dans cette île, dit ce médecin, m'a mis à portée de voir, qu'indépendamment des *sources de maladies* propres aux Antilles, un vaste marais partant du voisinage de Kingstown s'étendait au loin sur la belle route de Spanish-town; ce marais concourt sans doute à augmenter l'insalubrité de cette première ville, qui d'ailleurs est un port de mer, tandis que Spanish-Town, situé à plus de six milles du rivage et à une distance considérable des eaux stagnantes, voit souvent la fièvre jaune dépeupler ses environs, sans qu'elle pénètre dans son enceinte. (1)

L'Espagne renferme aussi dans son sein, suivant MM. Bally et Pariset, tous les élémens propres à faire éclore et à propager la fièvre jaune. « Le vent d'Est, (écrivait en 1819 M. Pariset), exerce à Cadix, pendant l'été, la plus pernicieuse influence;

(1) Bally, p. 347.

il exaspérait constamment la fièvre jaune, et s'il l'aggrave, il peut contribuer à *la produire*. Le fait est que dans les épidémies majeures de 1800 et 1819, il régna presque pendant trois mois de suite (1).

» *Quelques raisons*, dit encore M. Pariset, *qu'aient les médecins Espagnols de penser que la fièvre jaune est désormais endémique en Andalousie*, cependant, toutes les fois que cette fièvre est venue affliger de grandes masses de population, ils l'ont unanimement considérée comme étant d'origine étrangère, et comme importée soit par les vaisseaux de la marine royale, soit par ceux de la marine ; telle était l'opinion dominante à Cadix, *même* relativement à l'épidémie de 1819 ; mais bien que d'accord sur ce premier point, les médecins ne l'étaient plus sur les hommes, ou le vaisseau qui avaient apporté un présent si fatal (2).

« Rien ne prouve, assure M. Bally, que la peste
» occidentale ne soit pas maintenant naturalisée en
» Espagne. Ses retours ont été si fréquens vers les
» premières années de ce siècle, qu'il y aurait de
» l'imprudence à ne ne pas considérer la Péninsule
» comme appartenant aujourd'hui aux régions qui
» renferment les foyers de ce mal. »

Il y a donc eu de l'imprudence de la part de

---

(1) Pariset, p. 86.

(2) *Idem*, p. 125.

MM. les membres de la commission de faire arriver l'épidémie de Barcelone, de la Havane. C'est une conséquence forcée de l'opinion de M. Bally.

Enfin, ce même médecin repousse de toutes ses forces l'idée d'un remède spécifique contre la fièvre jaune : « il n'y a point d'antidote connu contre la fièvre jaune ; je ne sais s'il y en aura jamais ; les maladies qui dépendent d'un virus, toujours le même, peuvent bien être soumises au pouvoir d'un spécifique ; mais pour une fièvre, qui *est autant l'effet de l'influence atmosphérique et des autres grands agens de la nature*, que de la contagion immédiate, nous croyons à peine que la science des hommes puisse, dans les siècles futurs les plus reculés, imaginer un moyen pour garantir de ses atteintes (1) ».

Si l'on a suivi avec quelqu'attention la série de faits et d'observations que nous venons d'exposer, il doit paraître hors de toute contestation, que, jusqu'au moment de l'épidémie de Barcelone, MM. Pariset, François et Bally étaient bien loin d'ajouter une foi pleine et entière au dogme de l'importation et de la contagion du typhus icterode ; d'où a pu donc naître un si grand changement, une conviction si subite, si profonde dans leurs esprits? L'épidémie a-t-elle différé par sa nature, par ses caractères, de toutes celles qui l'avaient précédée? Interrogeons encore les faits, les observations. 2me *Époque.*

(1) Bally, p. 556.

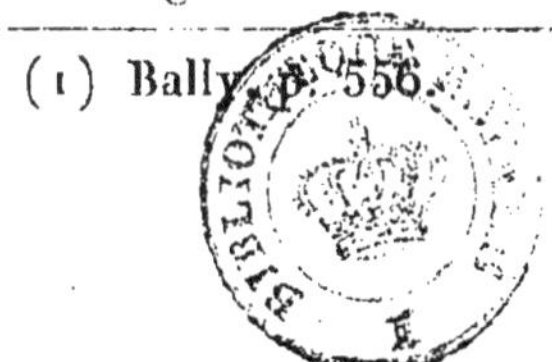

Sur la route de Gironne à Mataro, M. Audouard, envoyé à Barcelone par le ministre de la guerre, remarqua que plusieurs villes et villages étaient en garde contre la maladie..... Puis il ajoute : « Quoique ces précautions montrassent qu'on avait des craintes, cependant il faut dire que le peuple était généralement rassuré, parce qu'on n'avait vu que quelques cas infiniment rares de fièvre jaune dans la province, à la suite d'une première émigration des habitans de Barcelone, et que ces cas n'avaient eu aucune suite fâcheuse (1).

» La fièvre jaune a été introduite dans plusieurs petits ports, tant au nord qu'au sud de Barcelone, à quatre, six ou huit lieues de celui-ci; cependant elle *n'a pu s'y établir* (2).

» Le village de Gracia, à demi-lieue de Barcelone, était visité tous les jours après midi par un grand nombre d'habitans de la ville; on y mangeait et buvait dans les rues et sur la place publique; la gaîté y régnait. A la nuit, tous ces promeneurs rentraient en ville d'un ton bruyant et même joyeux (3). Or, on sait que malgré ces communications journalières, la maladie ne s'est point répandue à Gracia.

» Les maisons de campagne et les villages de l'enceinte du cordon, quoique renfermant beaucoup

---

(1) Audouard, relat. hist., avant-propos, p. 18.

(2) *Idem*, p. 427.

(3) *Idem*, p. 436.

d'habitans, ont été épargnés; la fièvre jaune s'y est montrée de loin en loin : ces cas ont été extrêmement rares, et l'on assure qu'ils *ne s'y multiplièrent pas par la contagion* (1). »

MM. les membres de la commission ont confirmé eux-mêmes la vérité de ces observations. « Nous reconnaissons, disent-ils, qu'en général, lorsque la fièvre jaune était apportée de la ville dans les villages voisins, *elle s'éteignait sans se communiquer;* mais ce fait déjà observé dans plusieurs parties de l'Espagne, prouve seulement qu'une population clair-semée est moins exposée à l'action des miasmes contagieux; elle prouve surtout l'excellence d'une grande ventilation (2). »

Dans ce cas, comment concevoir qu'elle puisse être transportée en Europe de la Havane, en traversant des mers immenses, cette fièvre qui, portée des lieux où elle règne à une très-petite distance, *s'éteint sans se communiquer?*

De pareilles contradictions ne sont pas rares dans les auteurs contagionistes; c'est ainsi que M. Moreau de Jonnès, l'un des plus intrépides partisans de la contagion, dit : « Il est des époques où la fièvre jaune paraît simultanément, comme en 1802, sur un grand nombre de points différens, et, en la jugeant d'après cette apparence trompeuse, on la

(1) Audouard, p. 457.

(2) Rapport de la Commission, p. 54.

prendrait pour le résultat d'une constitution épidémique; en effet, elle se montre presque à la fois dans des casernes, des citadelles, les villes, les hôpitaux, à bord des navires; mais, ajoute-t-il, le germe en est conservé depuis plus d'un siècle!... Une fois importé dans un lieu, il y jette de grandes et profondes racines...» D'un autre côté, le même écrivain assure que »le germe de la fièvre jaune est neutralisé et rendu impuissant par une ventilation forte et continue, par l'air pur d'un lieu élevé, qu'il *s'éteint* par les premiers froids de l'hiver, etc. »

Si le germe est assez faible, assez délicat pour ne pas résister aux premiers froids de l'hiver, comment peut-il se conserver un siècle? C'est un exemple de longévité vraiment remarquable... j'oserai dire, miraculeux!...

Revenons à la commission de Barcelone : sa manière d'envisager la nature et surtout les effets de cette maladie, nous paraît ne pouvoir nullement se concilier avec l'idée de la contagion proprement dite; écoutons-les : « Si, interprétant mieux, non-seulement notre propre expérience, mais l'expérience universelle, nous voulions partir d'un point plus élevé, peut-être serions-nous fondés à soutenir que l'action de la fièvre jaune à Barcelone n'a point été limitée et qu'elle s'est portée sur tous les habitans, affectant ceux-ci au point de leur ôter la vie, n'allumant chez ceux-là qu'une éphémère simple, suivie de sueurs abondantes, ou bien, mais rarement, d'une efflorescence à la peau, et faisant ressentir à tous les autres des douleurs à la tête, aux lombes, ou dans les membres, des vertiges, des langueurs, des défaillances, un sommeil laborieux et tourmenté, de l'aversion pour les alimens, des digestions difficiles, des embarras du ventre, des constipations opiniâtres, des diarrhées ou bilieuses, ou séreuses, et finalement cette gêne intérieure, cette singulière peine à vivre que nous avons si bien éprouvée nous-mêmes : personne n'aurait donc échappé à l'influence de cette terrible maladie (1) ! »

Certes, lorsque la commission traçait ce tableau des effets de l'épidémie, elle ne pensait guère à ceux d'un germe spécifique; en effet, est-ce bien une maladie contagieuse que celle à l'influence de laquelle personne n'échappe; que celle qui, bravant tous les moyens d'isolement, de séquestration autres que la fuite hors du foyer d'infection, n'a point été limitée, et s'est portée sur tous les habitans placés sous la fatale puissance des agens morbifiques? Un germe d'une nature particulière, spécifique, comme ceux de la *variole*, du *vaccin*, peut-il produire des effets aussi mobiles, aussi contrastans? peut-il exercer une action aussi universelle, aussi diverse? peut-il se borner à déterminer simplement cette *gêne intérieure, cette peine à vivre?* peut-on enfin, à des traits si variés, reconnaître une maladie vraiment

(1) Rapport, p. 34.

contagieuse, dont le caractère principal est d'être, à quelques modifications près, toujours le même, toujours parfaitement tranché et distinct?... Disons plutôt qu'on voit dans cette description le résultat évident de l'influence qu'exerce sur les organisations une atmosphère altérée par la chaleur, l'humidité long-temps prolongée, et par le dégagement des miasmes, qui en est la suite constante au milieu des grandes populations; nous suivons en effet tous les degrés par où peut passer l'irritation des appareils *gastro-hépatique et nerveux* sous l'influence de causes atmosphériques et locales, agissant d'une manière différente sur tous les individus soumis à leur empire. . . . .

Nous en dirons autant du passage suivant, extrait du même rapport : « Ce serait ici le lieu d'exposer » une foule de vues, de détails sur les étranges phé- » nomènes qu'a présentés la fièvre jaune, selon les » diverses époques de l'épidémie, sur sa marche » lente ou précipitée, sur les terminaisons qu'elle » affectait, sur les déguisemens qui la faisaient mécon- » naître, etc. » . . . .

Ne voit-on pas ici la maladie toujours gouvernée, toujours dominée par des influences naturelles? Ne voit-on pas l'épidémie affecter une marche lente ou précipitée, présenter d'étranges phénomènes, selon les diverses époques de son existence, c'est-à-dire, suivant l'intensité différente des causes locales et générales, qui d'abord peu étendues, peu actives, n'agissent que lentement, faiblement, sur un petit nombre d'individus, et dans des espaces très-circonscrits, mais qui, bientôt accrues de toute la force de leur continuité même d'action et du mal qu'elles ont déjà fait, précipitent leurs ravages, sévissent avec fureur, multiplient les victimes et envahissent finalement des lieux qui semblaient devoir rester inaccessibles à leur atteinte meurtrière. Alors l'intervention d'un être merveilleux, surnaturel, d'un germe contagieux enfin, paraît nécessaire aux imaginations vives et mobiles, pour expliquer de si terribles désastres, tandis que les esprits doués d'un sens droit et calme ne voyent dans ces effets que le développement et le progrès naturel d'une maladie épidémi-miasmatique (1).

---

(1) Voyez l'article *Infection*, dans nos *Recherches sur la contagion de la fièvre jaune*, pag. 85.

NOTA. Pour donner une idée claire de la différence essentielle qui existe entre la *contagion* et l'*infection*, nous citerons un fait: « M. Berthe rapporte qu'au commencement de 1800 le chanoine D. Chr. Sanchès entre dans la chambre d'une malade (quartier Sainte-Marie à Cadix), se sent frappé d'une odeur particulière, insupportable; il rentre chez lui, et depuis ce moment il ne se sent pas bien : il tombe bientôt malade; il meurt le troisième jour, avec tous les symptômes de la fièvre jaune. Le quartier habité par don Sanchès était très-éloigné de celui dans lequel la maladie était encore concentrée au moment où il la prit. Je dois ajouter, dit M. Berthe, qu'il a été *un des derniers ravagés par elle*. Le professeur de Montpellier conclut de ce fait que la maladie était éminemment contagieuse..... — Pour peu que la maladie

Ainsi, la maladie de Barcelone a présenté le triste spectacle qui s'est reproduit chaque fois que ce redoutable fléau est venu frapper de désolation et de mort des populations entières; mêmes contradictions sur le fait d'importation, mêmes incertitudes sur les circonstances du début et du développement de la maladie, même série de faits tendant à prouver que le mal transporté hors du foyer d'infection, c'est-à-dire, hors de l'influence des causes génératrices, ne se communique pas; enfin même ignorance, mêmes irrésolutions, mêmes erreurs dans les mesures de salubrité publique.

Qui a donc pu, nous le répétons, inspirer aux membres de la commission, une opinion si invariablement arrêtée sur le caractère contagieux de l'épidémie? Des esprits chagrins et malveillans n'ont pas craint de taxer ce zèle ardent pour le contagio-

---

eût été contagieuse, réplique M. Devèze, le chanoine Sanchès l'aurait communiquée à ceux qui l'entouraient, et son quartier n'aurait pas été un des derniers ravagés. C'est là la grande différence qui existe entre *l'infection* et *la contagion;* il faut toujours aller chercher la première dans le lieu où elle se trouve, et on ne la propage pas hors de ce lieu, même en l'emportant avec soi; la seconde, au contraire, on la prend partout où l'on est, on la porte partout où l'on va. Si le chanoine avait eu la petite-vérole, sa gouvernante, sa domestique, ses voisins, ses amis l'auraient prise de lui, et certainement elle ne fût pas restée pendant quinze jours confinée dans le faubourg Triana. »

nisme de condescendance aux vues politiques du pouvoir; ils ont observé qu'il fallait nécessairement une contagion pour motiver un cordon sanitaire; cordon qui lui-même n'était qu'un moyen, en apparence inoffensif, de seconder secrètement les efforts de l'armée de la foi, et de préparer à loisir une invasion; malheureusement le cours des événemens semble être venu appuyer ces soupçons injurieux. Pour nous, il ne nous appartient pas d'examiner si ces inculpations sont ou ne sont pas fondées; nous nous occupons des choses, et non des personnes; et si ces Messieurs ont émis, sur le caractère de la maladie de Barcelone, une opinion qui nous paraît opposée à l'exacte observation des faits, nous trouvons les sources de cette erreur dans la gravité même des circonstances au milieu desquelles ils se sont trouvés tout à coup placés.

Nous pensons que ces médecins arrivés au moment le plus désastreux de l'épidémie, au moment où, comme ils le disent eux-mêmes, « cette ville était dans une situation affreuse,.... les maisons infectées, les appartemens, les meubles imprégnés de miasmes....; où les individus, qui vivaient au milieu de ces élémens, devaient, de toute nécessité, tomber successivement » ; nous pensons, dis-je, qu'ils n'ont pu recueillir sur le mode de génération et de propagation de la maladie que des notions peu exactes, contradictoires; qu'eux-mêmes saisis, frappés tout à coup par le spectacle horrible des ravages de l'épidémie, ont été trompés par une fausse apparence de contagion, lorsqu'avec plus de calme et de sang-froid ils n'y auraient vu que les résultats inévitables d'une infection miasmatique, à laquelle ses ravages mêmes prêtaient de nouvelles forces.

Osons donc le dire hautement; l'autorité des faits, de l'observation et du raisonnement assure un triomphe prochain à la théorie de *l'infection;* depuis long-temps elle compte parmi ses défenseurs la plupart des médecins qui ont vu, qui ont suivi ce redoutable fléau sur les divers théâtres où il promène trop souvent la désolation et la mort; depuis long-temps le Nouveau-Monde lui a donné une sanction universelle, irrécusable, en adoptant des mesures conformes aux vues de cette théorie: l'expérience en a confirmé la sagesse. En Espagne même, aux jours de trop courte durée, où les écrits et les idées ont pu y circuler librement, on a vu cette même théorie conquérir de nombreux, d'illustres suffrages. MM. Piguillem (1), Campmany, Salva, Raym.

(1) C'est ce même médecin contre lequel M. Pariset a porté au sein de l'Académie une accusation de mauvaise foi qui a excité un murmure général. En prétendant que M. Piguillem n'apportait aucune raison motivée de son opinion, M. Pariset oubliait donc et le manifeste dont nous venons de parler, et la note envoyée à M. Lassis par le médecin de Barcelone, insérée dans les Ann. de la Méd. phys., mai 1822. Il oubliait qu'en 1819 il le regardait comme un médecin très-digne de foi et très-éclairé!

Duran, Lopez, Mir, Porta, Calveras, Mayner, Sahuc, Man-Duran, Oller, se sont prononcés contre la contagion. Les motifs sur lesquels ils fondent cette opinion, sont consignés dans un manifeste touchant l'origine et la propagation de la maladie qui a régné à Barcelone en 1821, présenté aux Cortès (1). Enfin, les documens de M. Chervin, fruits de plusieurs années de voyages, de recherches et de dangers, paraissent devoir lever tous les doutes, emporter toutes les convictions.... Que si le triomphe de la vérité se trouve retardé par des circonstances du moment, le temps marche, le pouvoir des hommes passe et tombe avec eux; avec eux aussi disparaissent les vaines entraves apportées aux idées justes et raisonnables; mais la puissance des faits bien interprétés reste seule et triomphe; les sages conséquences qui en découlent deviennent des vérités immuables.

(1) Voy. nos Recherches sur la contagion, p. 266.

IMPRIMERIE DE H. BALZAC, RUE DES MARAIS S. G., N° 17.

www.ingramcontent.com/pod-product-compliance
Ingram Content Group UK Ltd.
Pitfield, Milton Keynes, MK11 3LW, UK
UKHW021205230726
13926UKWH00001B/328